Te $\frac{78}{54}$

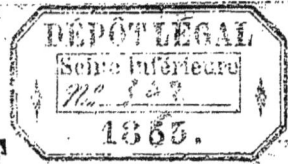

DE L'ASPHYXIE

ET

DES SOINS A DONNER AUX ASPHYXIÉS,

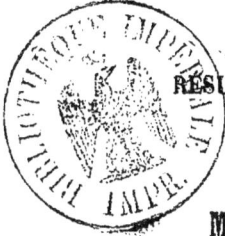

RÉSUMÉ DU COURS ÉLÉMENTAIRE

Professé par

M. LE Dr J. BOUTEILLER

DANS LES SÉANCES GÉNÉRALES DE LA SOCIÉTÉ DES SAUVETEURS
DE LA VILLE DE ROUEN,

PUBLIÉ PAR LES SOINS DE CETTE SOCIÉTÉ.

ROUEN,

IMPRIMERIE DE GIROUX ET RENAUX,

Rue de l'Hôpital, 25.

1863.

DE L'ASPHYXIE

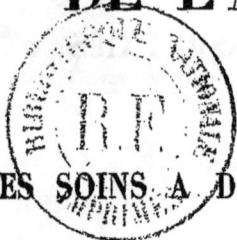

ET

DES SOINS A DONNER AUX ASPHYXIÉS.

De l'asphyxie.

QU'EST-CE QUE L'ASPHYXIE ?

On appelle asphyxie un état de mort apparente et imminente qui résulte primitivement et principalement de la suspension de la respiration.

Je dis : *mort apparente*, parce que l'homme frappé d'asphyxie a l'aspect d'un cadavre.

Je dis : *imminente*, parce que si l'on ne se hâtait, la mort surviendrait en très-peu de temps.

Je dis : *qui résulte primitivement de la suspension de la respiration*, parce que si c'est la respiration qui est d'abord suspendue, bientôt d'autres fonctions sont également suspendues.

Enfin je dis : *qui résulte principalement de la suspension de la respiration*, parce que dans certains cas l'asphyxie résulte, pour une partie, d'autres causes, ainsi que nous allons le voir tout à l'heure.

La respiration a pour but de revivifier, de purifier le sang ; or, la respiration est suspendue dans l'asphyxie, donc un être asphyxié meurt parce que les diverses organes reçoivent du sang non revivifié, non purifié, non revivifiant par conséquent.

Il y a bien des espèces d'asphyxie. Elles rentrent toutes dans trois genres différents :

1º Asphyxie quand l'air manque ;

2º Asphyxie quand l'air respiré est mauvais ou que l'on respire des gaz mortels ;

3º Asphyxie quand l'air ne manque pas et qu'il est pur, mais que quelque chose s'oppose à son introduction dans la poitrine.

Reprenons chaque genre un à un.

Asphyxie quand l'air manque.

Première espèce : — La plupart des animaux sont asphyxiés quand on les plonge dans l'eau, parce que là l'air leur manque : c'est l'asphyxie par submersion, c'est le cas des noyés.

Deuxième espèce : — Mettez un animal sous la machine à faire le vide, il succombera sur-le-champ. Jusqu'à présent on n'a pas tué d'hommes à l'aide de cette machine, mais des hommes ont été asphyxiés d'une manière analogue quand ils ont voulu monter trop haut sur certaines montagnes ou en ballon. Sans que l'air leur manquât complètement, il était trop rare. De là asphyxie.

Asphyxie quand l'air respiré est mauvais ou que l'on respire des gaz mortels.

Première espèce : — Que l'air d'un appartement ne soit pas renouvelé, qu'il soit mêlé à du gaz d'éclairage ou à celui qui résulte de la fabrication du cidre, de la bière, etc., il y aura, en y pénétrant, danger de s'asphyxier.

Deuxième espèce : — L'air des fosses d'aisances ou *le plomb* et les gaz résultant de certaines opérations chimiques causent l'asphyxie. Le gaz formé par la combustion du charbon est également mortel et malheureusement très-souvent employé pour le suicide. Le suicide par le charbon est une asphyxie.

Asphyxie quand l'air ne manque pas et qu'il est pur, mais que quelque chose s'oppose à son introduction dans la poitrine.

Première, deuxième et troisième espèces : — Fermez hermétiquement le nez et la bouche, asphyxie ; introduisez un corps quelconque, quelque petit qu'il soit, dans le larynx, asphyxie ; comprimez le cou, asphyxie, exemple les pendus.

Quatrième espèce : — Un coup de couteau, par exemple, est assez profond pour ouvrir la poitrine : l'air entre par la plaie, comprime les organes placés dans cette même poitrine et destinés à recevoir l'air qui entre par le nez et la bouche. Ces organes ne fonctionnent plus et le blessé meurt asphyxié.

Cinquième espèce : — Des malades meurent asphyxiés quand le jeu de la poitrine (le mouvement de soufflet opéré par les côtes) ne peut plus se faire pour une cause ou pour une autre, quand ils sont paralysés, je suppose, etc.

Sixième espèce : — Un nouveau-né est-il trop faible pour que la respiration s'établisse, il meurt asphyxié.

Septième et huitième espèces : — La foudre asphyxie celui qu'elle atteint ; le froid aussi asphyxie.

Si maintenant nous relisions notre réponse à cette question : *Qu'est-ce que l'asphyxie ?* nous en saisirions mieux la justesse et les détails. Le mot *principalement* qui s'y trouve est à sa place. Dans l'action de se pendre, par exemple, ne voit-on pas, outre la suspension de la respiration, un obstacle apporté au mouvement du sang ? La corde arrête le sang et le retient dans la tête ; — dans l'action de se plonger dans l'eau, si la respiration suspendue est le principal, le froid et le poids de l'eau jouent bien aussi un rôle important ; — vous respirez un gaz qui est poison, il y a tout à la fois suspension de la respiration naturelle, bienfaisante, et empoisonnement par ce gaz.

Des soins à donner aux asphyxiés en général et aux noyés en particulier.

L'asphyxie par submersion, l'action de se noyer, est plus fréquente que les autres asphyxies. En effet, aux suicides il faut ajouter les chutes dans l'eau par suite des travaux exécutés près de l'eau ou sur l'eau, par suite aussi des plaisirs que l'on cherche sur les étangs, les rivières, les fleuves et la mer, pêche, promenades, joûtes, régates, etc.

RECOMMANDATIONS GÉNÉRALES.

Les secours administrés aux noyés doivent être prompts, constants et persévérants.

Prompts. — Il ne faut pas, bien entendu, différer d'une minute. C'est sur-le-champ qu'il convient d'agir. Toute indécision, toute réflexion, toute délibération deviennent fatales (1).

Constants. — Les secours ne doivent pas être interrompus pour être repris ensuite ; on ne doit ni se reposer ni changer d'avis à chaque instant. Une fois les moyens utiles mis en œuvre, que l'on s'y tienne sans tergiverser.

Persévérants. — Les secours doivent être prolongés longtemps. Point de découragement, point d'abandon du malade, avant qu'un médecin ait constaté que la mort est réelle et non pas apparente. On a vu, en effet, des noyés n'être rappelés à la vie qu'après sept ou huit heures de soins.

En d'autres termes :

Le sauveteur, déjà si honorable et si honoré pour son cou-

---

(1) Ce serait aller contre cette recommandation que d'attendre l'arrivée du commissaire pour retirer de l'eau un noyé, pour décrocher un pendu, pour enfoncer la porte et la fenêtre d'un appartement où quelqu'un s'asphyxie par le charbon, etc. Le préjugé qui voulait autrefois que l'on ne fît rien qu'en présence de l'autorité est heureusement détruit et il n'est pas un sauveteur aujourd'hui qui y croie encore.

rage, doit encore se faire remarquer par sa vivacité, son activité, sa constance et sa persévérance. C'est dire qu'il aura du sang-froid et du calme. Qu'il ait aussi assez de fermeté pour établir l'ordre parmi ses aides et qu'il ne garde avec lui que les personnes nécessaires pour le service ; la foule peut vicier l'air et empêcher le succès du sauvetage. Six personnes suffisent.

SOINS PRÉLIMINAIRES.

Dans quel lieu convient-il de donner des soins à un noyé? Est-ce sur le rivage même? dans une maison voisine? dans un établissement spécialement destiné à cet usage? Il est impossible de répondre à cette question d'une manière absolue. Il faudra s'inspirer des circonstances seules, de la distance et de l'état de l'asphyxié. Si l'établissement spécial est très-rapproché, à une ou deux minutes, il est évident qu'il y aura tout profit à y porter le noyé ; au cas où, l'établissement étant situé très-loin, il se trouve une maison habitée très-près de l'accident, c'est-à-dire à une, deux ou trois minutes au plus, il y a aussi profit à y porter le noyé. Enfin, si on est loin de toute habitation, on devra, sans hésitation aucune, prodiguer les soins sur le rivage même, en se contentant de ce qu'on aura sous la main. — Dans certains cas, il sera plus sage d'envoyer une personne chercher certains objets dans la maison la moins éloignée, que d'y porter le malade, parce que pendant le trajet (aller et retour) de cette personne on commencera le traitement.

Le noyé a-t-il été très-peu de temps sous l'eau; croit-on qu'il suffira de quelques secours peu compliqués pour le sauver, évidemment il faudra bien se garder de le transporter n'importe où ; on le soignera sur le rivage.

Est-il au contraire très-asphyxié, il faudra bien plus de choses; transportez-le donc—avec les plus grandes précautions, cela va sans dire. Transportez-le assez doucement pour que, pendant le trajet, deux ou trois personnes, marchant sur les côtés, puissent déjà mettre en pratique quelques-uns des moyens que nous allons indiquer plus loin ; par exemple, comprimer par saccades la poitrine et le ventre, nettoyer, sécher, réchauffer, chatouiller, etc.

Que l'on agisse sur le rivage, dans une maison habitée ou à l'établissement, on déshabillera dans tous les cas le malade ; il importe de le faire promptement, sans secousses et sans efforts ; pour cela, que l'on ne craigne pas d'employer le couteau et les ciseaux — il y va de la vie d'un homme !!

Il existait autrefois un préjugé en vertu duquel on suspendait les noyés, la tête en bas ; ce préjugé consistait à croire que c'était l'eau avalée qui faisait mourir. On sait aujourd'hui qu'un noyé avale infiniment peu d'eau, que l'eau qu'il a avalée ne lui est pas très-nuisible et qu'il meurt par le fait de la suspension de la respiration ; conséquemment on ne suspend plus les noyés par les pieds, et l'on a raison.

SOINS DESTINÉS A RÉTABLIR LA RESPIRATION.

La première chose à faire, c'est de bien nettoyer la bouche et les narines.

Pour la bouche la seule difficulté est de l'ouvrir. Quand on ne peut le faire avec les mains — mais seulement dans ce cas — on emploiera les leviers qui se trouvent dans la boîte fumigatoire. L'un est en buis, c'est une espèce de coin, il est préférable à celui qui est à deux branches et en fer. On a beau le garnir de linge, il est à craindre, en agissant un peu trop fort, de casser les dents et même les os de la mâchoire avec cet instrument en fer.

Quand la bouche a été ouverte, il faut la maintenir dans cet état. Pour cela, il n'y a qu'à placer de chaque côté un bouchon entre les grosses dents d'en haut et celles d'en bas. Il y a dans la boîte un morceau de bois destiné à cet effet, mais le sauveteur ne doit pas l'employer, puisque le liége suffit. Le trou dont est percé ce morceau de bois indique qu'il est réservé au médecin, puisque ce trou est destiné à passer une seringue soit pour injecter de l'air dans les poumons, soit pour porter des médicaments dans l'estomac. Or, le sauveteur ne doit se livrer ni à l'une ni à l'autre de ces manœuvres.

Aussitôt que la bouche est maintenue ouverte, il faut la nettoyer avec le coin d'un mouchoir roulé, une corde, une petite éponge, tout ce que l'on voudra enfin.

Les narines sont quelquefois pleines d'une écume plus ou moins souillée dont il faut promptement les débarrasser ; mais comme l'introduction, un peu profonde, de linges ou d'éponges est impossible, il faut avoir recours à la seringue de la boîte, à l'extrémité de laquelle on ajustera la canule plate. Cette canule sera introduite à plat alternativement dans l'une et l'autre jusqu'à sept ou huit centimètres. Les robinets seront mis en position et l'on fera agir ensuite le piston de la seringue.

La sortie des liquides, de la vase et de tout ce qui peut obstruer les narines et la bouche sera facilitée par la position donnée au noyé. Couché sur le dos ou un peu tourné de gauche à droite et sur un plan très-légèrement incliné, il aura la tête un peu élevée et un peu penchée de côté.

Après tous ces préliminaires, qui demanderont peu de temps, il faut, sans différer, employer le moyen principal, celui qui consiste à imiter autant que possible la respiration naturelle. On comprimera avec les mains les deux côtés en même temps de la poitrine, afin de lui faire exécuter le mouvement qu'elle fait lorsqu'on respire en bonne santé. En comprimant de la sorte, on remontera un peu les côtes. Ce qu'il faut, c'est une pression avec beaucoup d'intelligence ; aussi la confiera-t-on au sauveteur le plus exercé. Il ne fera durer la pression que deux à trois secondes, laissera à l'élasticité naturelle des côtes le soin de les faire revenir à leur position première, recommencera la pression aussitôt que l'élasticité aura agi (c'est-à-dire presqu'immédiatement), lâchera de nouveau, et ainsi de suite pendant bien longtemps, une heure, deux heures, trois heures s'il le faut.

Pendant ce temps, un autre sauveteur comprimera à l'unisson du premier et très-doucement le bas-ventre de bas en haut. Il comprimera quand le premier comprimera, il lâchera aussi en même temps que lui.

Voilà deux hommes occupés à simuler, à imiter la respiration naturelle. Pour remplacer celui qui comprime la poitrine, on a imaginé un corset qui se trouve dans la boîte. C'est un bandage à six chefs croisés. On le passe autour de l'asphyxié et deux personnes tirent ou lâchent au même moment les deux extrémités des lanières qui le ferment en arrière. Ce corset-compresseur est loin d'avoir le moelleux et l'intelligence des mains, il exige une personne de plus, on perd du temps pour le passer et le disposer. Triple inconvénient ! !

Pour rétablir la respiration, on a conseillé de souffler de l'air dans la poitrine, de galvaniser, d'électriser, de planter dans les chairs des aiguilles pour conduire l'électricité ; ce sont autant de moyens que l'homme étranger à l'art de guérir ne doit jamais mettre en œuvre.

SOINS DESTINÉS A RÉTABLIR LA CIRCULATION DU SANG.

Les frictions sèches et humides sont excellentes pour rétablir la circulation du sang dans les parties superficielles du corps.

Nous aurons à revenir sur les frictions humides, parce qu'elles ont encore une autre utilité ; ne parlons donc ici que des frictions sèches.

Elles se font avec la main nue ou munie d'un gant soit en peau, soit en crin. Il y en a dans la boîte ; il y a aussi, pour les frictions sèches, des rouleaux en bois, mais il convient de ne s'en servir qu'avec les plus grands ménagements et seulement sur les parties molles, au gras du bras, des cuisses, des reins, etc. En frictionnant trop fort, on produirait des contusions et des épanchements de sang ; en frictionnant là où se rencontrent des os sous la peau, par exemple au devant de la jambe, sur les clavicules, etc., on pourrait même couper la peau, puisqu'elle se trouverait serrée entre l'os et le rouleau en bois.

Pour rétablir la circulation du sang, il y aurait bien peut-être la saignée, les sangsues, les ventouses sèches ou mouchetées, les vésicatoires, la transfusion du sang, l'injection d'ammoniaque dans les veines, la titillation et le galvanisme du cœur, etc. Ressources chirurgicales, ressources terribles auxquelles le sauveteur ne doit pas même songer !

S'il est interdit au sauveteur de pratiquer une saignée et d'appliquer des sangsues, il doit en revanche connaître la conduite à tenir quand il se fera une saignée naturelle, par exemple quand le noyé saignera au nez ; eh bien ! dans ce cas, il faut favoriser ce saignement en imbibant les narines, le nez et le front avec de l'eau chaude et en renouvelant sans cesse cette lotion chaude jusqu'à l'arrivée d'un médecin.

SOINS DESTINÉS A RÉTABLIR LA CHALEUR.

Quelle chaleur faut-il dans l'appartement? — De 14 à 18º.

Notons bien que c'est graduellement qu'il faut élever la température et de l'appartement et du corps de l'asphyxié. Cette remarque est surtout juste en hiver.

Mille moyens s'offrent pour rétablir la chaleur. Par un luxe philantropique que nous ne blâmons certes pas, il y a dans certains établissements destinés au sauvetage des tables dans le corps desquelles on peut mettre de l'eau très-chaude, et le malade n'est placé dessus que lorsqu'elles donnent une bonne température. C'est à M. le docteur Pouchet, de l'Institut, professeur au Muséum de Rouen, que l'on doit l'invention de ces tables, dont un modèle se trouve à la maison-Brune (1).

Mais, sans cette espèce de table, on peut réchauffer le corps

---

(1) Voir une brochure intitulée : *Table pour la revivification des noyés*, par le docteur Pouchet ; Rouen, imp. de I.-S. Lefèvre, 1840. 11 pages et une planche.

en le plongeant dans un bain tiède, puis chaud, ou plus simple-
ment encore avec des linges chauds, des couvertures de laine,
ou encore des briques ou des cendres chaudes, des pains sor-
tant du four, du café en torréfaction, une bassinoire, des fers
à repasser appliqués aux aisselles, à la plante des pieds, au
creux de l'estomac, à la région du cœur, etc., — en ayant soin
que le poids de tous ces objets ne soit pas assez considérable
pour gêner la respiration.

En été, l'exposition au soleil suffit quelquefois ; ou bien, est-on
en plein air, il n'y a qu'à coucher le noyé dans le sable chaud
du rivage.

D'ailleurs, les frictions que nous avons notées dans le chapitre
précédent, et que nous retrouverons encore dans le suivant,
servent efficacement à ramener un certain degré de chaleur.

SOINS DESTINÉS A RÉVEILLER LA SENSIBILITÉ.

Réveiller la sensibilité, c'est ce qu'on appelle vulgairement
faire revenir l'individu. C'est ce que j'appellerai s'adresser à
ce je ne sais quoi insaisissable qui fait que nous vivons, c'est
essayer s'il y a encore de la vie, c'est ressusciter l'asphyxié,
si l'on peut s'exprimer ainsi.

Les premiers moyens qui s'offrent là sont de passer sous le
nez un flacon d'ammoniaque ou de vinaigre radical, du café
en torréfaction, une allumette soufrée que l'on vient d'enflam-
mer. Nous avons dit *passer sous le nez*, parce qu'en effet il est
bon de ne pas faire séjourner sous le nez ces différents exci-
tants ; toutefois, on les fera passer à plusieurs reprises, à des
intervalles de temps assez rapprochés.

On conseille aussi de chatouiller le dedans du nez et le fond
de la bouche avec une barbe de plume.

Viennent ensuite les frictions sèches.

Pendant qu'on promènera les fers à repasser ou la bassinoire, par dessus une étoffe de laine, sur la poitrine, le long
de l'épine du dos et sur le bas-ventre, en s'arrêtant plus long-

temps sur le creux de l'estomac et aux plis des aisselles, on frictionnera les cuisses et les extrémités inférieures avec des frottoirs en laine, la plante des pieds et l'intérieur des mains avec des brosses. A défaut de frottoir et de brosses, les frictions sèches se font aussi avec des linges chauds et avec les mains. D'ailleurs, n'a-t-on pas toujours sous la main une cravate en laine, un morceau de drap, le gilet de flanelle de l'un des assistants?

Mais les frictions humides ont aussi une grande utilité. On peut imbiber de substances excitantes les différents objets qui servent aux frictions. Pour ces substances, on n'a que l'embarras du choix : alcool, eau-de-vie, eau-de-vie camphrée, vinaigre, vinaigre des quatre voleurs, vinaigre radical, eau vulnéraire simple et camphrée, eau de mélisse, eau de Cologne, eau de lavande, ammoniaque, etc.

Pour réveiller la sensibilité, d'autres saupoudrent les flanelles ou les linges de sel marin ou de sel ammoniaque, réduits en poudre fine, ou encore exposent les frottoirs à la fumée de substances aromatiques, à la fumée de baies de genièvre, de benjoin, d'encens, etc.

C'est ici que se place le grand moyen, le moyen qui a donné son nom à la boîte fumigatoire, la fumigation ou lavement de fumée. Il est plus populaire que l'action d'imiter la respiration naturelle, mais par ordre d'importance il ne vient qu'après. Cependant le sauveteur peut l'employer quand il a déjà, depuis dix minutes — un quart d'heure — mis inutilement en œuvre toutes les autres ressources. Il trouvera pour cela dans la boîte une seringue fort bien disposée.

Autrefois, c'était de la fumée de tabac que l'on introduisait en lavement. On a reconnu que le tabac est trop narcotique et qu'il contient un poison terrible, la nicotine. Pour ces motifs, on a renoncé à la fumée de tabac et on l'a remplacée par la fumée résultant de la combustion de plusieurs subtances aromatiques qui se trouvent également dans la boîte; ce sont de la lavande, de la sauge, du romarin, de l'hysope ou autres plantes labiées.

Quand on a injecté une quantité de fumée égale à deux ou trois fois la capacité de la seringue, il n'est pas prudent de pousser plus loin la fumigation, parce que trop de fumée distendrait le ventre, refoulerait en haut les organes de la respiration, gênerait par conséquent le rétablissement de la respiration, pour le dire en un mot, ferait beaucoup plus de mal que de bien.

Voici la liste d'autres moyens destinés à réveiller la sensibilité, que nous indiquons seulement pour conseiller au sauveteur de ne point les tenter : frictions avec des orties, brûlures, ventouses mouchetées, moxas, scarrifications de la paume des mains ou de la plante des pieds, vomitifs, électricité, galvanisme, etc.

Moyens applicables aux asphyxies autres que celle des noyés.

Les secours que nous venons de conseiller, quoique concernant plus particulièrement l'asphyxie des noyés (asphyxie par submersion), la plus fréquente de toutes, sont néanmoins applicables en grande partie aux autres genres d'asphyxie.

Pour éviter les répétitions, nous ne donnerons donc ci-après que les conseils tout-à-fait spéciaux.

ASPHYXIE PAR LE CHARBON.

Ici le rétablissement de la chaleur doit peu préoccuper le sauveteur. En effet, dans l'asphyxie par le charbon, la chaleur se conserve longtemps, quelquefois vingt heures après la mort.

Le principal, c'est d'ouvrir toutes les fenêtres, toutes les portes pour faire arriver l'air à la place de l'acide carbonique (gaz du charbon).

Un autre moyen par excellence, est de lancer au visage de l'eau très-froide ou de l'eau vinaigrée également froide.

C'est au médecin, au médecin seul, à juger s'il faut donner un vomitif ou pratiquer une saignée.

Ces remarques s'appliquent aux cas où sont asphyxiés les ouvriers qui fabriquent du cidre, de la bière, de l'alcool, etc., asphyxies moins communes chez nous que dans les pays vignobles, à l'époque des vendanges.

ASPHYXIE DANS LES FOSSES D'AISANCES.

Contre *le plomb* des fosses d'aisances, il faut insister sur le nettoyage de tout le corps du malade, il faut le laver de la tête aux pieds avec de l'eau chlorurée.

Voici un moyen aussi simple que facile et peu coûteux pour avoir un dégagement de chlore, qu'il est bon de faire passer sous le nez du malade, bon aussi pour purifier l'air qui l'entoure :

« Mettez un peu de chlorure de chaux dans le coin d'un « mouchoir que vous nouerez ; plongez ce nouet dans un peu de « vinaigre. Du chlore se dégagera. »

Mêmes remarques pour l'asphyxie par le gaz de l'éclairage.

ASPHYXIE DES PENDUS.

Coupez promptement le lien sans attendre personne et sans crainte d'être compromis. Nous ne sommes plus aux temps des préjugés.

Jetez de l'eau froide au visage.

Tout ce que l'on peut dire des pendus s'applique aux personnes étranglées.

ASPHYXIE DES NOUVEAUX-NÉS.

Ne nouez pas trop tôt le cordon, laissez-le au contraire saigner un peu.

Veillez à ce que la bouche ne contienne pas d'écume.

Jetez de l'eau froide sur le visage et le tronc. — Balancez l'enfant exposé à l'air frais.

Un bain à peine tiède fait quelquefois un excellent effet.

Il en est de même de légères percussions sur les fesses, de ce qu'on appelle vulgairement le fouet.

Ne faites pas d'insufflation d'air ; le médecin peut seul décider si cette pratique est bonne.

ASPHYXIE PAR LA FOUDRE.

Lancez de l'eau froide au visage, faites respirer du vinaigre radical.

ASPHYXIE PAR LE FROID.

Ne réchauffez pas trop brusquement.

ASPHYXIE DES OUVRIERS PUISATIERS.

Quand un ouvrier est tombé évanoui au fond d'un puits, il faut l'en retirer. Mais le sauveteur lui-même serait asphyxié si on ne prenait quelque précaution préalable.

Si le puits est propre, tout porte à croire que l'axphyxie est due à de l'acide carbonique ; on jetera, dans ce cas, de la chaux vive, récemment éteinte et délayée dans l'eau.

Si le puits est sale, il y a lieu de penser que l'asphyxie est due à l'acide sulfhydrique ; on aspergera le puits de chlorure de chaux ou d'eau de javelle.

On essayera si une chandelle peut brûler dans le fond du puits. Enfin, on y descendra.

Mais tout cela doit être fait avec la plus grande précaution, parce que la chaux ou l'eau de javelle pourrait atteindre les yeux du malade. Il vaudrait mieux s'abstenir si l'on craignait de lui causer le moindre mal. En vue de la cruelle alternative dans laquelle on se trouve, M. J. Girardin, ex-professeur à Rouen, a donné le conseil suivant :

Placez devant la bouche du courageux sauveteur un petit sachet ou sac en toile contenant un mélange à poids égaux de chaux fusée sèche et de sel de glauber en poudre.

Le conseil de M. Girardin devra être suivi même quand on aura pu faire tomber dans le puits les substances que nous avons indiquées un peu plus haut.

L'asphyxié une fois retiré, on le soignera, si le puits est propre, comme on soigne un asphyxié par le charbon.

Si le puits est sale, on soignera le malade comme un asphyxié dans les fosses d'aisances.

SYNCOPE.

Quand quelqu'un se trouve mal, soit après une peur, soit après une chute, soit enfin dans un lieu où il fait trop chaud, commencez par desserrer la cravate, le corset, tous les vêtements sans exception ; puis couchez le patient horizontalement, la tête à peine plus élevée que le tronc et les jambes. —Jetez un peu d'eau froide au visage.

SOINS A DONNER A L'ASPHYXIÉ QUI REVIENT A LUI.

C'est seulement quand l'asphyxié a recouvré ses sens, c'est seulement quand il a toute sa connaissance, quand on est sûr qu'il *saura avaler*, qu'on doit essayer à le faire boire. Cette recommandation est de la plus haute importance ; faute de s'y conformer, on verra le malade avaler de travers et mourir.

C'est une potion cordiale, c'est-à-dire un peu d'eau rougie chaude, additionnée de cannelle, qu'il faut faire boire au convalescent, ou de l'eau sucrée légèrement vinaigrée. On continuera les frictions, on le tiendra chaudement ; s'il sent le besoin de vomir, on l'aidera en chatouillant la gorge avec une barbe de plume, puis on le confiera aux soins d'un médecin. En effet, on ne passe pas d'une mort imminente à un état parfait de santé sans avoir besoin de quelques conseils d'un homme qui connaisse l'art de guérir.

Rouen, imp. de Giroux et Renaux, rue de l'Hôpital, 25.